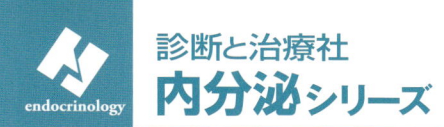

診断と治療社
内分泌シリーズ

もっとわかりやすい
原発性アルドステロン症
診療マニュアル

● 編著

成瀬　光栄
国立病院機構京都医療センター内分泌代謝高血圧研究部　部長

田辺　晶代
東京女子医科大学第二内科　講師

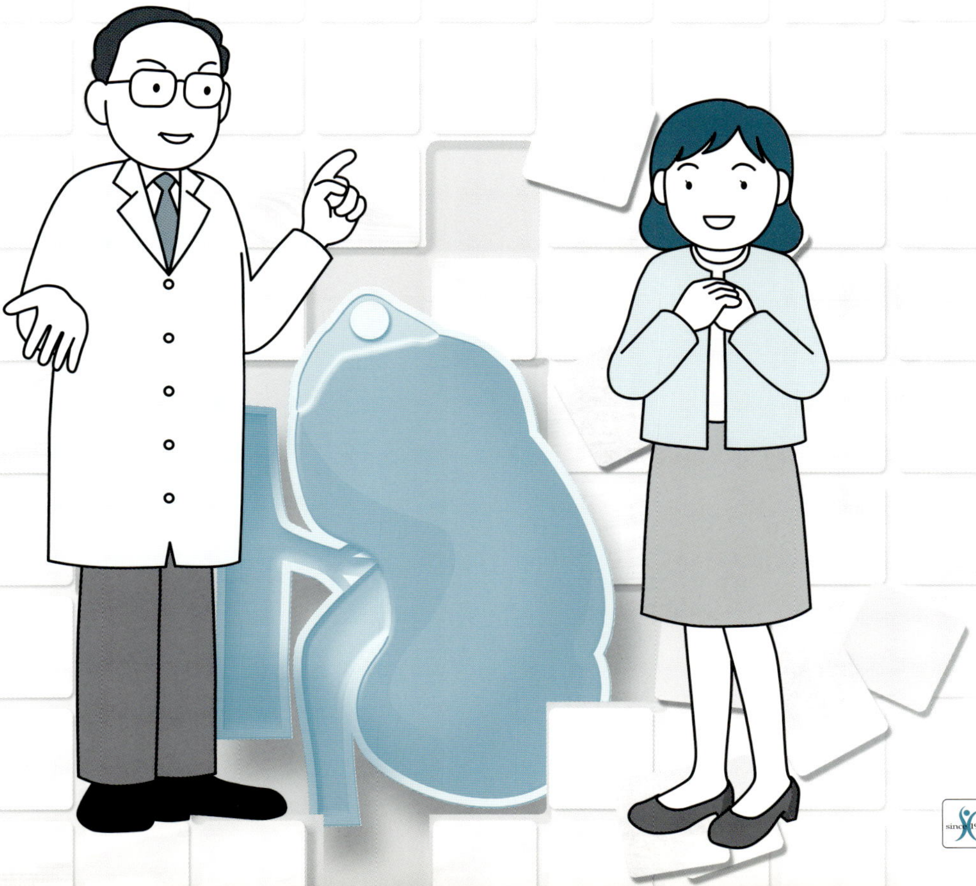

診断と治療社

本書を推薦する

　原発性アルドステロン症は，副腎皮質球状層に生じたアルドステロン産生腫瘍によって高血圧と低カリウム血性アルカローシスをきたす疾患で，1955年に米国のConn教授によって発見された．発見当初は，大変まれな疾患であるが腫瘍を摘出すれば血圧が正常化し，生命予後はよいと考えられていた．その後，多くの症例が経験されるに伴い，腫瘍ばかりでなく，副腎の一側または両側の過形成(特発性アルドステロン症や糖質コルチコイド奏効性アルドステロン症等)でも同様の病態を生じてくること，また放置したり治療が不完全であると，脳・心血管障害を生じやすく，必ずしも予後のよい高血圧ではないことも明らかにされてきた．

　近年，検査法の著しい進歩によりアルドステロンの測定が容易となったことから，原発性アルドステロン症の発見頻度が高くなり，とくに血漿アルドステロン濃度と血漿レニン活性(濃度)の比率(ARR)がスクリーニング法として用いられるようになって，一層発見される頻度が高くなった．現在，高血圧患者の3～10％に原発性アルドステロン症が存在する可能性が示唆されている．早期に発見して治療すれば完治する可能性が高いことから，高血圧患者の診察に際して常に考慮しなければならない疾患となった．このような状況から，日常臨床の現場では，原発性アルドステロン症の病態，さらに最新の診断法や治療法をわかりやすく解析したテキストが求められるようになった．その要求に応じて出版されたのが，成瀬光栄先生と田辺晶代先生とによる『わかりやすい原発性アルドステロン症診療マニュアル』であった．

　両先生は，わが国において副腎ホルモンの臨床・研究をリードしてこられ，これまでわが国で最も多くの原発性アルドステロン症の症例を経験してこられた．その貴重な経験に基づき，原発性アルドステロン症の病態，診断および治療法を図表や写真を多く用いて大変わかりやすくまとめられた．それから約3年が経過し，さらに新しい知見が加わってきたことから，『もっとわかりやすい原発性アルドステロン症診療マニュアル』として再出版された．本書も大変わかりやすく，読みやすく，研修医の方をはじめ，日常臨床に携わる先生方，また患者さんにも是非読んでいただきたい実用書である．

2011年10月

慶應義塾大学名誉教授
日本臨床内科医会　会長
医療研修推進財団　理事長
猿田享男

改訂にあたって

　原発性アルドステロン症は近年，最も注目されている高血圧の病気の一つです．治癒可能であることに加えて，高血圧に占める頻度が高いこと，治療抵抗性の原因となること，心血管系合併症が多いこと，などがその理由です．高血圧の約3〜10%を占めることが指摘されていることから，わが国では約100万人もの患者がいる可能性があります．原発性アルドステロン症は内分泌疾患ではありますが，実際の日常診療では高血圧が対象であり，その診療には一般診療クリニックや様々な分野の医師が従事しています．

　そこで2008年に，原発性アルドステロン症の病態，診断，治療について，専門外の医師にもわかりやすい解説書として『わかりやすい原発性アルドステロン症診療マニュアル』を刊行しました．それと並行して日本高血圧学会，日本内分泌学会からガイドラインが発表され，本疾患に関する社会的認知度もおおいに高まったといえます．しかしながら，スクリーニング対象，スクリーニング方法，機能確認検査，画像検査，局在診断，治療法の選択など，原発性アルドステロン症の診断・治療はステップが多く，まだまだわかりにくいのが実情です．また，患者さんが本書を購入して入院されたとの話も少なからず耳にしました．患者さんにとってわかりやすい解説書がないことも事実です．

　このような背景から，一般診療クリニックの医師のみならず，患者さんにとっても役に立つことを目的として，これまで以上にもっとわかりやすい内容に改訂し，『"もっと"わかりやすい原発性アルドステロン症診療マニュアル』として刊行することとしました．さらに，著者が実際に担当した患者さんにも協力いただき，体験談をご執筆いただきました．この場を借りて改めてご協力に感謝いたします．

　本書はこれまで刊行してきた『内分泌代謝専門医ガイドブック』『原発性アルドステロン症診療マニュアル』『褐色細胞腫診療マニュアル』『クッシング症候群診療マニュアル』『甲状腺疾患診療マニュアル』『内分泌機能検査実施マニュアル』『内分泌性高血圧診療マニュアル』『内分泌画像検査・診断マニュアル』などの「診断と治療社 内分泌シリーズ」の一つとして企画されており，今後，わが国の原発性アルドステロン症の診療水準向上にさらに貢献できることを期待しています．

2011年10月

国立病院機構京都医療センター
内分泌代謝高血圧研究部

部長　成瀬光栄

CONTENTS

本書を推薦する ……………………………………………………………… 猿田享男　ii
改訂にあたって ……………………………………………………………… 成瀬光栄　iii
謝　辞 ………………………………………………………………………………………… vi

第 1 章　原発性アルドステロン症の基礎知識　2

1. アルドステロンとはどんなホルモンか？ ……………………………………… 2
2. 原発性アルドステロン症とはどんな病気か？ ……………………………… 3
3. レニン・アンジオテンシン・アルドステロン系 ……………………………… 4
4. 基礎知識①：診断が必要な理由 ………………………………………………… 5
5. 基礎知識②：発生頻度 …………………………………………………………… 6
6. 基礎知識③：合併症 ……………………………………………………………… 7
7. 基礎知識④：カリウム …………………………………………………………… 8

第 2 章　原発性アルドステロン症の診断　9

1. 診療の手順①：日本高血圧学会ガイドライン ………………………………… 9
2. 診療の手順②：日本内分泌学会ガイドライン ……………………………… 10
3. 原発性アルドステロン症ハイリスクの高血圧 ……………………………… 11
4. スクリーニング法 ……………………………………………………………… 12
5. ARR のカットオフ値 …………………………………………………………… 13
6. レニン・アルドステロンの採血条件 ………………………………………… 14
7. 降圧薬の影響 …………………………………………………………………… 15
8. ARR が偽陽性になる場合 ……………………………………………………… 16
9. ARR の落とし穴①：低レニンの大きな影響 ………………………………… 17
10. ARR の落とし穴②：ARR の変動 …………………………………………… 18
11. 機能確認検査 …………………………………………………………………… 19
12. 局在診断法 ……………………………………………………………………… 20
13. 副腎 CT ………………………………………………………………………… 21

	14	^{131}I- アドステロール副腎シンチグラフィ	22
	15	選択的副腎静脈サンプリング①：実施方法	23
	16	選択的副腎静脈サンプリング②：判定基準	24

第3章　原発性アルドステロン症の治療　25

	1	治療の概要	25
	2	外科的治療	26
	3	薬物療法	27
	4	アルドステロン拮抗薬	28

第4章　患者さんのギモンに答える！ 原発性アルドステロン症 Q&A　29

付　録

患者さんの体験談　原発性アルドステロン症　わたしの場合	34
説明用パンフレット（医師向け）	38
説明用パンフレット（患者向け）	39
用語解説	40

編著者略歴　44

謝　辞

　本書の改訂にあたっては，下記の方々にさまざまな観点から多大なご助言，ご協力をいただきました．あらためて心より御礼申し上げます．

飯田政伸様（PA 経験者）
杉村順夫様（　〃　）
宮崎洋幸様（　〃　）
矢尾真美様（　〃　）
脇　幸代様（　〃　）
楠部比佐子様（看護師）
立木美香先生（医師）

もっとわかりやすい
原発性アルドステロン症診療マニュアル

第1章 原発性アルドステロン症の基礎知識

1 アルドステロンとはどんなホルモンか？

> **key point** アルドステロンは腎臓と腸に作用しナトリウムを吸収，カリウムを排泄

●アルドステロンの発見

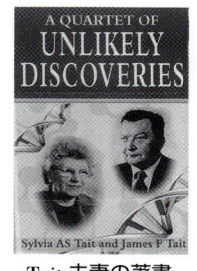

Tait夫妻の著書
〔Athena Pr Pub Coより2004年刊行，清水直容先生より提供〕

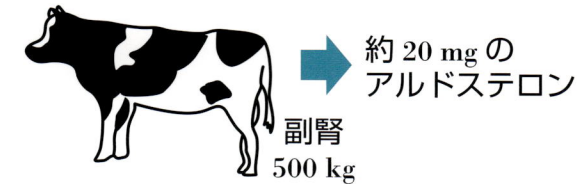

〔Simpson SA, et al.：Constitution of aldosterone, a new mineralocorticoid. Experientia 1954；**10**：132-133〕

●アルドステロンの作用

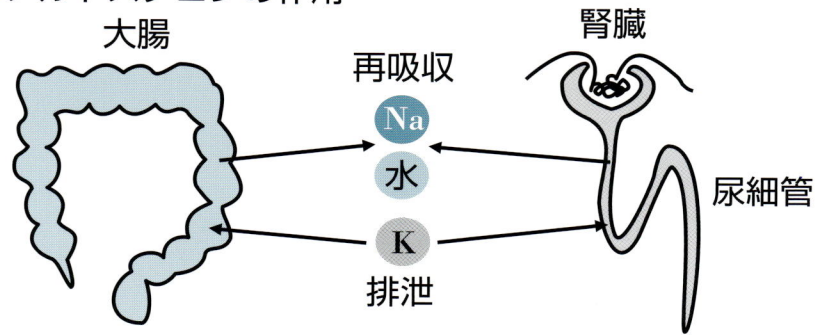

解説

❶ アルドステロンは英国Middlesex Hospital Medical SchoolのSimpson博士とTait博士により，1953年にウシ副腎500 kgから，当時の最先端の生化学的方法を駆使して単離精製され，翌年に構造決定されました．

❷ 「分子内にアルデヒド基という構造を有するステロイドホルモン」という意味から，アルドステロンと命名されました．

❸ アルドステロンは腎臓（尿細管上皮）や腸管上皮に作用し，ナトリウム・水の再吸収を促しますが，逆にカリウムを排泄する作用があります．

第1章 原発性アルドステロン症の基礎知識

2 原発性アルドステロン症とはどんな病気か？

> **key point** 原発性アルドステロン症は高血圧と低カリウム血症を合併

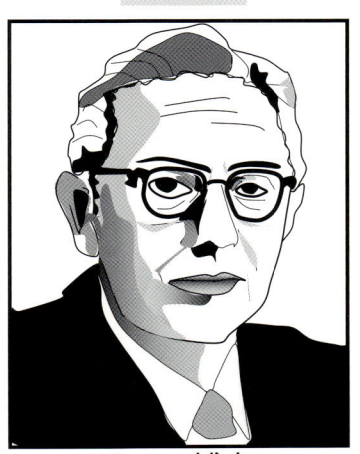

Conn 博士
©Keiko Umegaki

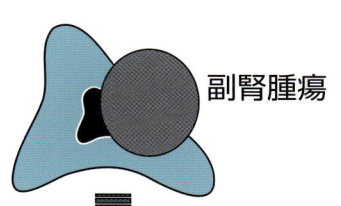

アルドステロン産生・分泌増加

↓

ナトリウム再吸収増加
カリウム排泄増加

↓

高血圧
低カリウム血症
レニン低下

〔Conn JW：Primary aldosteronism, a new clinical syndrome. *J Lab Clin Med* 1955；**45**：3〕

解説

① 原発性アルドステロン症（primary aldosteronism：PA）は 1955 年に米国の Conn 博士により初めて報告された疾患で，Conn 症候群ともよばれています．

② PA は副腎にアルドステロンを産生する腫瘍ができ，その過剰分泌の結果，腎でのナトリウム・水の再吸収，カリウム排泄が促進され，高血圧，低カリウム血症を呈する病気です．

③ PA の多くは一側性，良性の腫瘍（腺腫）ですが，最近は両側性の例（特発性アルドステロン症）も多くなっています．副腎癌による例は極めてまれです．

第 1 章 原発性アルドステロン症の基礎知識

3 レニン・アンジオテンシン・アルドステロン系

> **key point** アルドステロンが増加するとレニンは減少

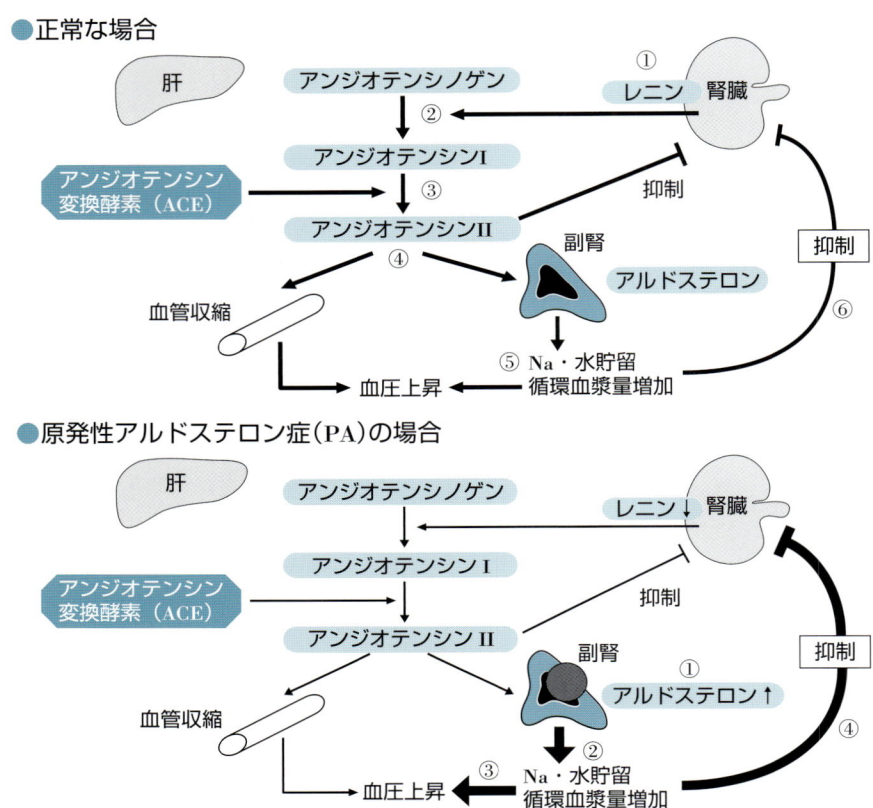

解説

❶ レニン・アンジオテンシン・アルドステロン系はヒトの血圧，体液量を一定に維持する調節系の代表です．

❷ 正常な場合，循環血漿量の減少や血圧低下により腎灌流圧が低下すると，腎糸球体の輸入細動脈壁にある傍糸球体細胞からレニン分泌が増加します（正常の図：①）．

❸ レニンは血中アンジオテンシノゲン（肝臓由来）に作用しアンジオテンシンⅠを産生（②），次いでアンジオテンシン変換酵素によりアンジオテンシンⅡがつくられます（③）．アンジオテンシンⅡは血管収縮，副腎からのアルドステロン分泌を促進する結果（④），循環血漿量の増加，血圧上昇を生じ（⑤），レニン分泌は元に回復します（⑥）．

❹ PAではアルドステロンの過剰分泌（PAの図：①）により循環血漿量が正常な場合よりも増加し（②），血圧がより高く（③）なるとともにレニン分泌が抑制されます（④）．

第1章 原発性アルドステロン症の基礎知識

4 基礎知識①：診断が必要な理由

> **key point** PAの診断は，4つの理由によって必要となる

① 治癒の可能性がある

② 高頻度にみられる

③ 治療抵抗性高血圧の原因

④ 心血管系合併症が多い

解説

① PAの治療により高血圧，低カリウム血症が完全に治癒する可能性があります．
② 高血圧患者に占めるPA患者の割合は従来考えられていたよりもはるかに高く，見逃すことができない疾患です．
③ 複数の降圧薬を必要とする治療抵抗性高血圧の原因になります．
④ 本態性高血圧と比較して心血管系合併症が多いと報告されています．

第1章 原発性アルドステロン症の基礎知識

5 基礎知識②：発生頻度

> **key point** 高血圧における PA の頻度は高い

● 高血圧での発生頻度は？

 約 3～10％

従来の 5～10 倍の頻度
（報告により異なる）

● 特に重症の高血圧ほど頻度が高い
- 軽症（Ⅰ度） ⟶ 約 2％
- 中等症（Ⅱ度） ⟶ 約 8％
- 重症（Ⅲ度） ⟶ 約 13％

〔Mosso L, et al. Primary aldosteronism and hypertensive disease. *Hypertension* 2003；**42**：161-165〕

解説

❶ 高血圧患者における PA の頻度は近年の報告では 3～10％で，従来の報告よりはるかに多くなっています．

❷ 正常血圧や軽症高血圧と比較して，中等症以上の高血圧では PA の頻度は急激に高くなります．

第1章　原発性アルドステロン症の基礎知識

6　基礎知識③：合併症

key point アルドステロンは直接的，間接的に臓器障害を起こす

●アルドステロンの臓器障害作用

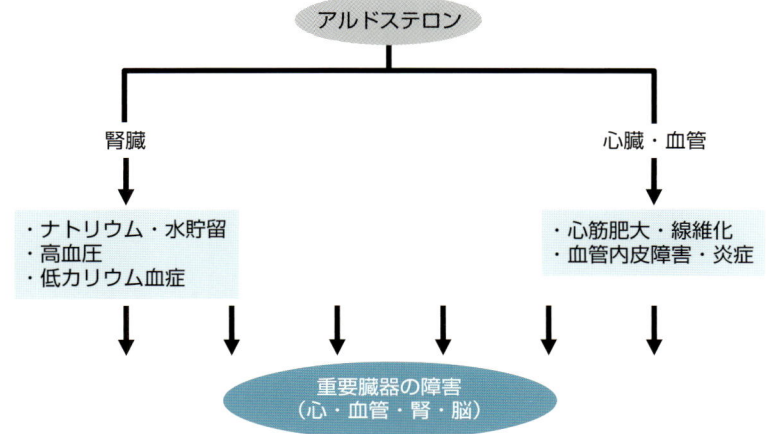

●PAの心血管系合併症

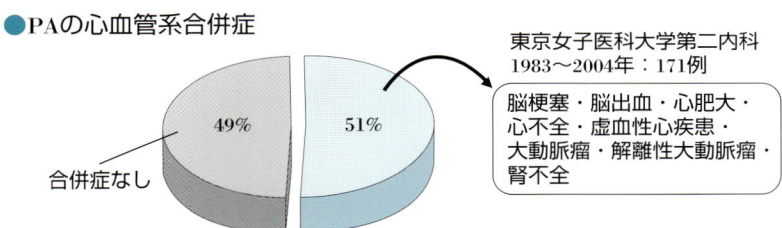

〔田辺晶代，他：原発性アルドステロン症の心血管合併症：東京女子医科大学における171例の解析と臨床的示唆．日本内分泌学会雑誌　2005；**81** Suppl：20-23〕

解　説

❶ アルドステロンによる臓器障害には，①腎臓を介する間接的作用と，②心血管系に対する直接的作用，が関係します．

❷ アルドステロンは腎臓に作用して高血圧，低カリウム血症を生じ，それらが臓器障害を進展させます（間接的作用）．

❸ アルドステロンは心血管系組織に直接的に作用し，心臓の肥大，線維化，血管内皮障害と炎症，血管平滑筋細胞のアポトーシスを促進し，臓器障害を進展させます（直接的作用）．

❹ PAの約50％の患者で心血管，脳血管，腎臓などの合併症を伴うことが報告されています．

7 基礎知識④：カリウム

> **key point** PAの血清カリウムは必ずしも低くない

● 低カリウム血症を示す例は意外に少ない

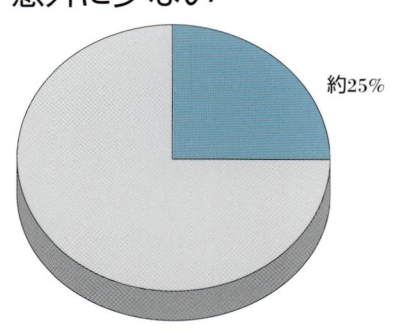

約25％

● 血清カリウムは経時的に変動する

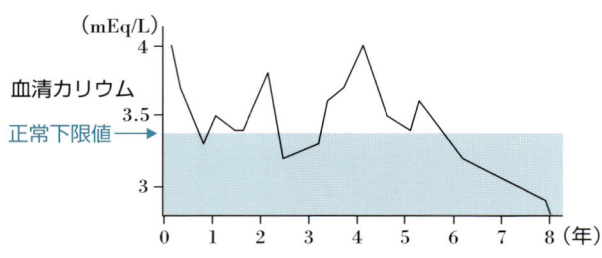

● 諸条件で低カリウム血症はマスクされる

①著明な減塩（腎臓からのカリウム排泄減少↓）
②採血時の手の収縮・伸展（筋肉から遊出）
③溶血（赤血球からの遊出）
④姿勢変換（臥位から立位への変換）

⇨ 血清カリウム上昇↑

解説

❶ 従来は低カリウム血症の患者が大部分でしたが，近年は正常カリウムの患者が多く，低カリウム血症は全体の約25％程度とされています．

❷ PA患者の血清カリウム値は，経過中，変動しながら次第に低下すると考えられます．

❸ 血清カリウム濃度は様々な要因の影響で高値を示すことがあり，低カリウム血症が見逃される可能性があるので注意が必要です．

第2章 原発性アルドステロン症の診断

1 診療の手順①：日本高血圧学会ガイドライン

> **key point** 高血圧学会ガイドラインはPA高リスク群でのスクリーニング実施に重点

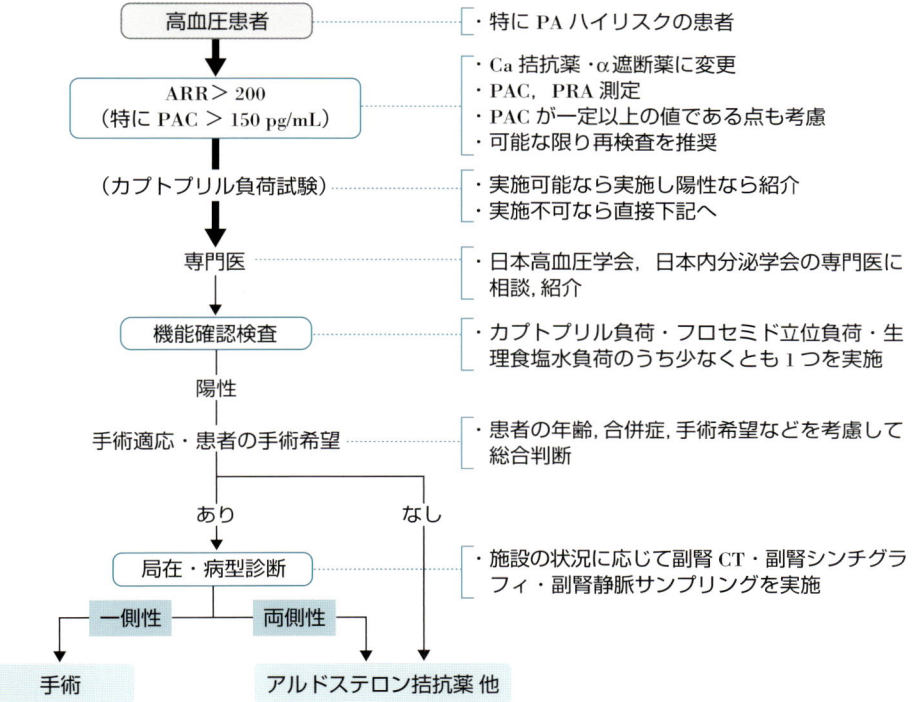

〔日本高血圧学会高血圧治療ガイドライン作成委員会：第12章 二次性高血圧．高血圧治療ガイドライン2009．日本高血圧学会，2009；105 より引用改変〕

解説

❶ 高血圧学会ガイドラインは，PAの疑いが強い高血圧患者でのスクリーニング実施と専門医への紹介の促進を主眼としています．

❷ ARR＞200，特にPAC＞150 pg/mLの場合に専門医に紹介します（ARRについてはp.12参照）．

❸ 専門医は機能確認検査，CTなどの局在診断を実施し，治療方針を決定します．

第2章 原発性アルドステロン症の診断

2 診療の手順②：日本内分泌学会ガイドライン

> **key point** 日本内分泌学会ガイドラインでは機能検査が2つ陽性でPAと診断

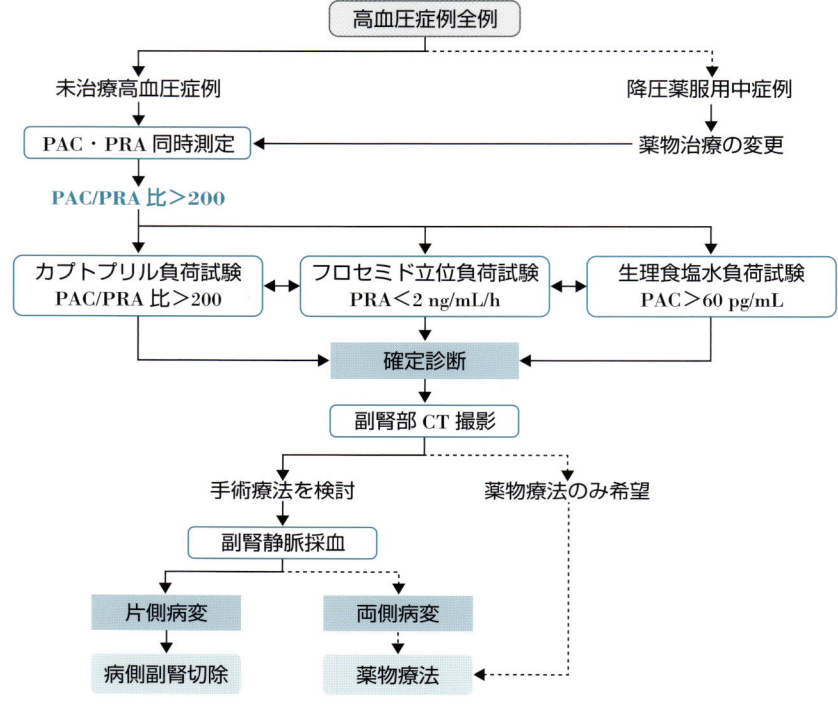

●日本内分泌学会（原発性アルドステロン症の診断治療ガイドライン−2009−）

〔日本内分泌学会：原発性アルドステロン症の診断治療ガイドライン−2009−より引用〕

解 説

❶ 日本内分泌学会ガイドラインでは未治療高血圧全例でのスクリーニングを推奨しています．

❷ 血漿アルドステロン濃度（plasma aldosterone concentration：PAC）/血漿レニン活性（plasma renin activity：PRA）比（ARR〈p.12参照〉）によるスクリーニング陽性例では，機能確認検査を実施し，2種類以上陽性の場合にPAの確定診断とします．

❸ 確定診断例でCTを実施しますが，その結果にかかわらず，手術を希望する例では必ず副腎静脈サンプリングの実施を推奨しています．

3 原発性アルドステロン症ハイリスクの高血圧

> **key point** 特に PA の可能性が高い高血圧患者でスクリーニング

●PA を疑い積極的にスクリーニングすべき高血圧

① 低カリウム血症の合併

② 中等症（II 度）以上の高血圧
（収縮期血圧≧160 mmHg または拡張期血圧≧100 mmHg）

③ 治療抵抗性高血圧（降圧薬 3 剤以上）

④ 副腎偶発腫瘍の合併

⑤ 40 歳以下で臓器障害合併（脳血管障害など）

解説

❶ すべての高血圧患者で PA の可能性を考える必要があるため，高血圧全例でのスクリーニングが望ましいですが，費用に効果が見合うかは未確立です．

❷ 日本高血圧学会ガイドラインでは，特に PA の可能性が高いとされる高血圧群（PA ハイリスク群）での積極的なスクリーニングを推奨しています．

❸ 低カリウム血症（利尿薬誘発性も含む）合併例，未治療時に中等症以上の高血圧例，降圧薬を 3 剤以上用いても十分な降圧が得られない治療抵抗性例，副腎腫瘍の合併例，40 歳以下で脳血管障害などの臓器障害合併例，などは PA ハイリスク群です．

第 2 章　原発性アルドステロン症の診断

4 スクリーニング法

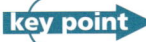 PA のスクリーニングには ARR を使うのが一般的

ARR
アルドステロン(PAC)/レニン(PRA)比
(aldosterone/renin ratio)

（例）

血漿アルドステロン濃度	280 pg/mL
血漿レニン活性	0.4 ng/mL/h

ARR：280/0.4＝700

●アルドステロンの表示単位に注意
　（例）280 pg/mL ＝ 28 ng/dL

　　　　　　　　　絶対値が **10 倍違う!!**

解説

❶ PAC と PRA の比 (ARR) によるスクリーニングが最も一般的です．

❷ 通常，レニンとアルドステロンは並行して変化するため，両者の比 ARR は変動しません．ところが PA では，アルドステロンが増加し，レニンが減少するため，ARR が高値を示します．

❸ ARR は PAC を PRA で割って算出します．たとえば，アルドステロンが 280 pg/mL，レニン活性が 0.4 ng/mL/h なら，ARR は 700 となります．

❹ アルドステロンの単位は一般に pg/mL ですが，ng/dL で報告する施設もあり，絶対値が 10 倍異なるため注意が必要です．

第2章 原発性アルドステロン症の診断

5 ARRのカットオフ値

key point ARRが200以上でPA疑い

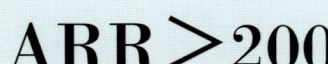

スクリーニング陽性と判定

機能確認検査を実施

解説

① カットオフ値は180〜1,000（アルドステロンの単位がpg/mLの場合）と報告により様々です．値を高くすれば見逃しが増えますが診断の正しさ（特異度）は向上し，値を低くすれば見逃しは減りますが診断の正しさが低下します．

② 日本高血圧学会・日本内分泌学会は見逃しを減らす点を優先してARR＞200をカットオフ値としています．

第2章 原発性アルドステロン症の診断

6 レニン・アルドステロンの採血条件

> **key point** 採血条件に配慮はいるが厳密でなくてよい

一定の条件での採血を推奨

- ☐ 降圧薬による治療前
- ☐ 早朝（午前8〜9時）
- ☐ 空腹時
- ☐ 30分以上の安静臥床後

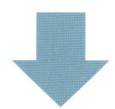

⬇

実施が困難な場合

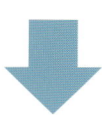

⬇

まずは15分程度の坐位後に採血
（必要に応じて再検査を行う）

解説

❶ 測定値は種々の採血条件に影響されるため、一定の条件（未治療、早朝、空腹時、30分以上の安静臥床後）での採血が推奨されています．

❷ しかし、日常診療では前述のような条件での採血は困難なことから、まずは、外来における一定時間（15分程度）の坐位後の採血でよいと考えられます．

第 2 章　原発性アルドステロン症の診断

7　降圧薬の影響

> **key point**　検査期間中はおもに Ca 拮抗薬と α 遮断薬を使用

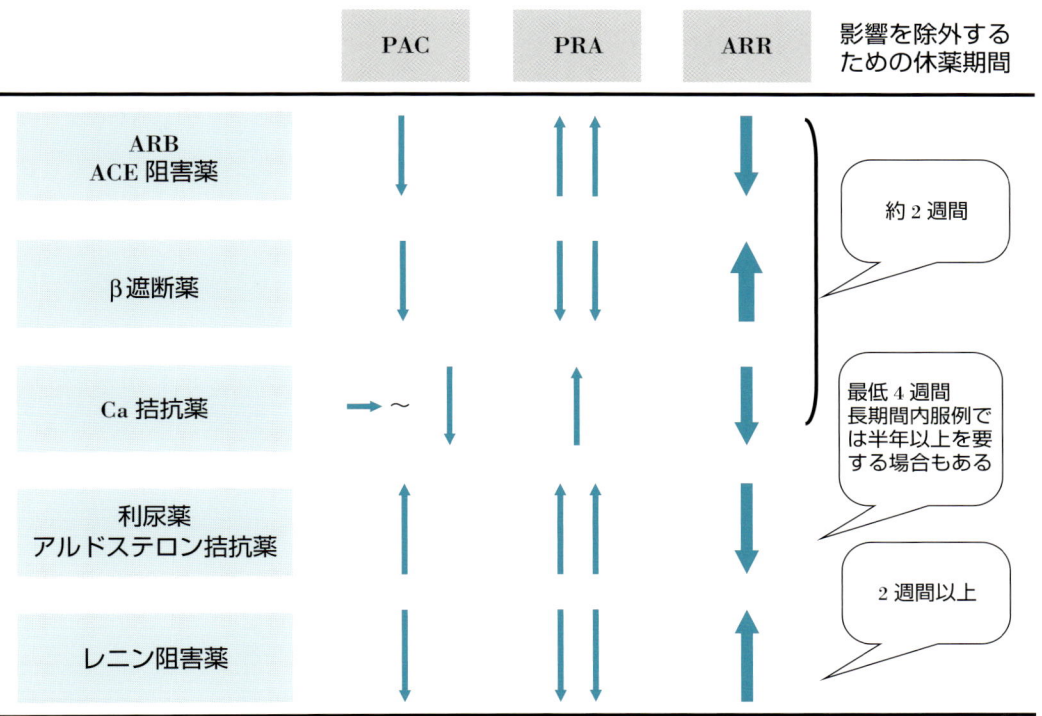

※降圧のため休薬できない場合：Ca 拮抗薬，α 遮断薬を投与

解　説

① ARB，ACE 阻害薬，Ca 拮抗薬は ARR が低下（偽陰性），β 遮断薬は ARR が上昇（偽陽性）する可能性があるため，約 2 週間の休薬が望まれます．

② 特に，利尿薬やアルドステロン拮抗薬はレニンが増加し，PA の特徴が消失するので要注意です．影響を除くのに，少なくとも 4 週間（時に半年）以上の休薬が必要です．

③ しかし，PA の検査中でも血圧コントロールは極めて重要です．安易に休薬せず，影響の少ない Ca 拮抗薬，α 遮断薬を単独あるいは併用で使用，さらに必要に応じて ARB，ACE 阻害薬も併用します．

第2章 原発性アルドステロン症の診断

8 ARRが偽陽性になる場合

key point ARRの偽陽性に注意

①高齢者

②腎機能障害

③β遮断薬服用

解説

❶ ARRには偽陽性(PAでないのにARRが高値)や偽陰性(PAであるのにARRが低値)がある点に注意が必要です.

❷ 偽陽性を示す場合として,①高齢者(低レニンになる),②腎機能障害(代謝の差によりアルドステロンが相対的に高値となる),③β遮断薬服用(低レニンになる),があります.

第2章 原発性アルドステロン症の診断

9 ARRの落とし穴①：低レニンの大きな影響

> **key point** ARRはレニン低値が大きく影響

PRAが低いとPACが低くてもARRが高値になる

（具体例）

PAC30(pg/mL)/PRA0.1(ng/mL/h)
　　　　＝300……ARRのカットオフ値200より高い

スクリーニング陽性

PA疑いとして種々の検査を実施

しかし実際は偽陽性！！

対策　必ずPACの絶対値を考慮する
　　　　（PAC＞100 pg/mL）

解説

❶ ARRは分母であるPRAの値に大きく影響される欠点があります．PRAが低いと，たとえPACが正常の下限値であってもARRは高値になり，スクリーニング陽性になってしまいます．

❷ そのため，ARR＞200に加えてPACが一定以上の値であること（＞100 pg/mL）を考慮して精査する必要があります．

第2章 原発性アルドステロン症の診断

10 ARRの落とし穴②：ARRの変動

> **key point** ARRは変動する

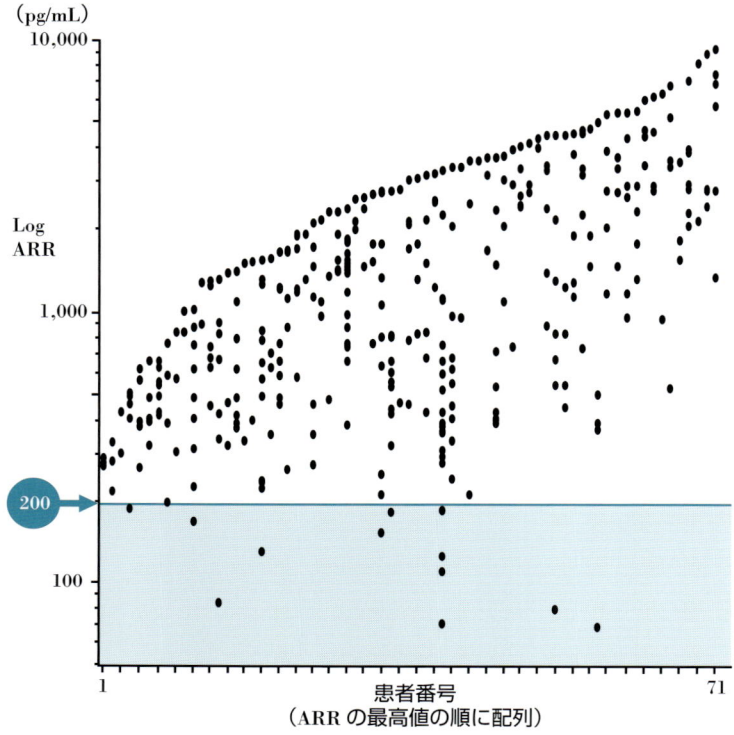

〔Tanabe A, et al.：Variability in the renin/aldosterone profile under random and standardized sampling conditions in primary aldosteronism. J Clin Endocrinol Metab 2003；**88**：2489-2494 より引用〕

解説

❶ PAでも測定するたびにARRは変動します．上図はPA(71例)で測定されたARR値をすべて表示したもので，同じ患者さんでもARRが大きく変動するのがわかります．

❷ ARRが200未満になることもあるため，一度の測定ではPAを完全に否定せず，経過中に適宜，検査を反復することも必要です．

11 機能確認検査

> **key point** アルドステロン過剰を確認するのが機能確認検査

	カプトプリル試験	フロセミド立位試験	生理食塩水負荷試験
前処置		①早朝・空腹・安静臥床 30 分以上で実施 ②当日朝の降圧薬は可能なら休薬	
実施方法	①カプトプリル 50 mg 相当を準備（検査当日朝に粉砕） ②カプトプリル服用前，服用後 60 分と 90 分に採血 ③ PAC と PRA を測定	①フロセミド 40 mg を準備 ②フロセミド静注前，立位 60 分後と 120 分後に採血 ③ PAC と PRA を測定	①生理食塩水 2 L を準備 ②前採血後に生食を 4 時間かけて点滴静注，4 時間後に採血 ③ PAC を測定
副作用	血圧低下	起立性低血圧，血清カリウム低下	血圧上昇，心・腎負荷，血清カリウム低下
判定基準	ARR（60 分または 90 分）> 200	PRA（120 分）< 2 ng/mL/h	PAC（4 時間）> 60 pg/mL
備考	実施が簡単，外来でも実施可能	わが国での実施の歴史は長い 入院での実施を推奨	入院での実施を推奨

解説

❶ カプトプリル試験は外来でも簡便に実施可能である．
❷ フロセミド立位試験は起立性低血圧に注意を要する．
❸ 生理食塩水負荷試験は高血圧，心・腎負荷に注意を要する．

第2章 原発性アルドステロン症の診断

12 局在診断法

> **key point** 副腎の病変が一側性か両側性かを診断するために実施

●目的

鑑別

一側性（おもに腺腫） → 手術の適応

両側性（おもに過形成） → 薬物治療

●局在診断法の比較

	メリット	デメリット	費用*
CT	実施が容易 解像度にすぐれる	放射線の被曝 腫瘍の機能は診断不可 造影剤の副作用	約10,000円
MRI	実施が容易 放射線の被曝がない	CTより解像度が劣る 腫瘍の機能は診断不可	約10,000円
副腎シンチグラフィ （デキサメタゾン抑制）	腫瘍の機能を診断可	前処置，検査期間が長い 実施施設が限定される 診断の感度が低い	約20,000円
副腎静脈 サンプリング	腫瘍の機能を診断可 結果が定量的	検査が侵襲的 実施法が一定でない 技術水準が一定でない	約70,000円 （3日間入院）

＊平成23年度における概算：いずれも3割負担の金額．実施条件などで異なる点に注意．

解説

① 局在診断の目的は，病変が手術適応になる一側性か，手術適応にならない両側性かを確認することです．一側性の多くは腺腫，両側性の多くは過形成です．

② 診断法にはCT, MRI, シンチグラフィ，副腎静脈サンプリングがあります．まずCTを実施し，腫瘍の有無を確認します．MRIも大きな腫瘍では有用ですが，1cm以下の小さな腫瘍ではCTのほうがすぐれています．シンチグラフィはアルドステロン産生能が強い場合に有用です．副腎静脈サンプリングは左右の副腎静脈から採血してPACを評価する検査です．

13 副腎 CT

> **key point** まずは副腎 CT で副腎腫瘍を確認

●典型的所見
- 類円形，内部は比較的均一
- 腫瘍サイズは数 mm から 3 cm 程度
- 造影前は低吸収，造影後も造影効果が少ないのが特徴

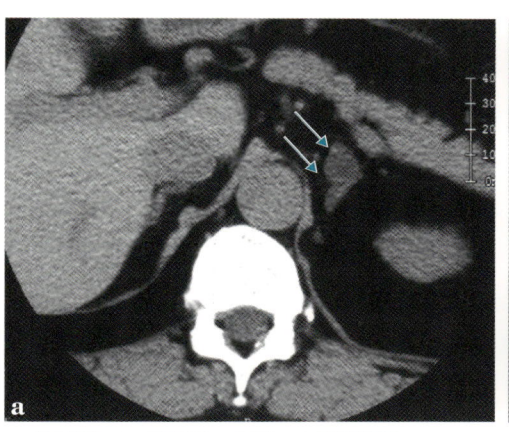 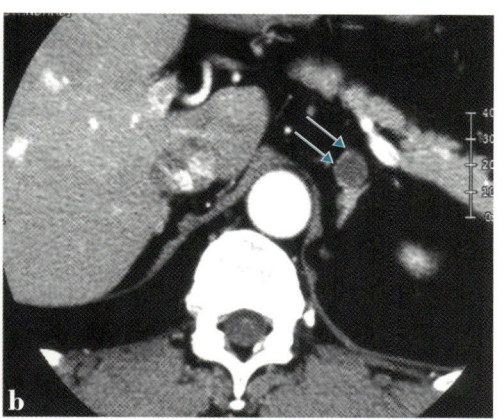

a：造影前，b：造影後，矢印：左副腎腺腫

解説

① 一般に，造影剤の投与前後に 1〜3 mm の厚さで撮影します．PA の腺腫はほぼ円形で，造影されにくいため，周辺の正常組織とのコントラストが明確になります．

② 数 mm 以下の腺腫は CT では確認できません（腺腫の約 10％）→ CT で腫瘍が見えなくても腺腫を否定できません．

③ CT で見える腫瘍が非機能性腺腫で反対側に小さな PA 腺腫があることもあります（特に 40 歳以上，3 cm 以上の腫瘍）→ CT で腫瘍が見えてもそれが PA の腫瘍とは限りません．

④ 著者らの経験からは，CT で認めた腫瘍がアルドステロン産生腺腫でない可能性は 10％以下，腺腫であるのに CT で確認できないものは約 10％でした．この頻度は報告により異なりますが，どちらの場合も局在診断には注意が必要といえます．

第 2 章　原発性アルドステロン症の診断

14　^{131}I-アドステロール副腎シンチグラフィ

> **key point**　副腎シンチグラフィは外来診療で実施可能

●原理・目的
- 副腎ステロイドホルモンの原料であるコレステロールの誘導体をアイソトープで標識(^{131}I-アドステロール)し,静脈内投与すると,ホルモン合成能と並行してアイソトープが副腎に取り込まれる.
- 左右の取り込みを比較して病変側を診断する.

●検査法

静脈注射（↓ 5日目）

(日)	1	2	3	4	5	6	7	8	9	10	11	12
デキサメタゾン*	○ 3 mg	○ 3 mg	○ 3 mg	○ 3 mg	○ 3 mg	○ 2 mg	○ 2 mg	○ 2 mg	○ 2 mg	○ 2 mg	○ 2 mg	○ 2 mg
ヨウ化カリウム			○ 150 mg	○ 150 mg	○ 150 mg	○ 150 mg	○ 150 mg	○ 150 mg	○ 150 mg			
撮影										○		○

＊デキサメタゾンにより糖尿病が悪化することがあるので要注意.

●典型的所見：右副腎腺腫（デキサメタゾン抑制シンチグラフィ）

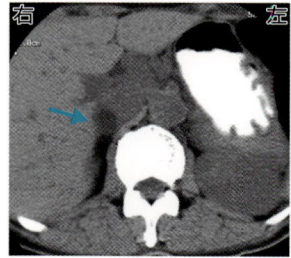
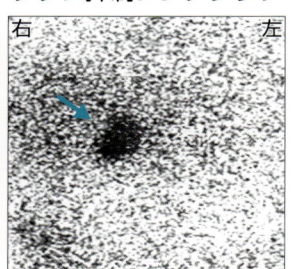

- 右副腎にのみ有意な取り込み
- 反対側の取り込みは抑制

解　説

❶ 副腎皮質の機能と病変の局在を同時に評価できる検査で,アルドステロン産生が多い側の副腎でアイソトープの取り込みが増加します.PA の病変側と健常側との差を明確にするため,デキサメタゾン（内服）の前処置で健常側への取り込みを減らします.

❷ 甲状腺へのアイソトープの取り込みを阻害するため,必ずヨードによる甲状腺ブロックを行います.

❸ アルドステロン産生能が弱い PA では左右の副腎への取り込みの差が明確にならない欠点があります.

15 選択的副腎静脈サンプリング①：実施方法

> **key point** カテーテルを用いて副腎局所から採血

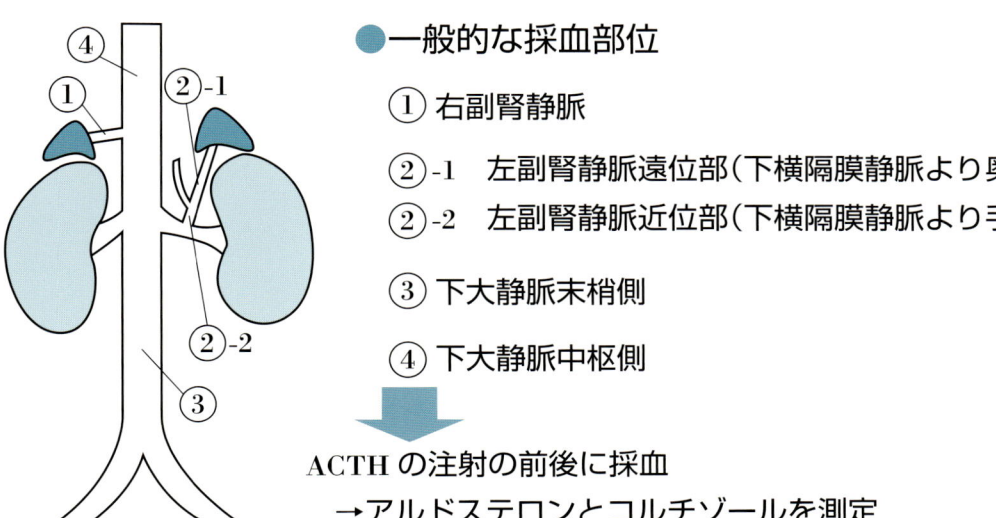

● 一般的な採血部位

① 右副腎静脈
②-1 左副腎静脈遠位部（下横隔膜静脈より奥）
②-2 左副腎静脈近位部（下横隔膜静脈より手前）
③ 下大静脈末梢側
④ 下大静脈中枢側

ACTHの注射の前後に採血
→アルドステロンとコルチゾールを測定

● 専門家の間で議論されていること
①すべての患者で実施すべきか？
②ACTHを注射して実施すべきか？
③最もすぐれた判定基準は？

解説

❶ カテーテルを使って左右副腎の静脈から採血し，PACを直接的に評価する検査です．右副腎静脈，左副腎静脈（奥［遠位部］と手前［近位部］），下大静脈から採血します．

❷ 検査によるストレスの影響をなくし，カテーテルがきちんと目的の血管に入っていることを確認するため，一般にACTHを注射して採血を行います．

第2章　原発性アルドステロン症の診断

16 選択的副腎静脈サンプリング②：判定基準

> **key point**　カテーテル挿入の成否と過剰分泌側の判定基準がある

●カテーテル挿入成否の判定基準

指標	判定基準
① 副腎静脈 C 濃度	1) ACTH 負荷前 ≧ 30 μg/dL 2) ACTH 負荷後 ≧ 200 μg/dL
② selectivity index（副腎静脈 C/ 下大静脈 C 比）	> 2〜5

●アルドステロン過剰分泌側の判定基準

指標	病変側判定基準
① lateralized ratio（LR）（副腎静脈 PAC/C の高値/低値側比）	> 2〜4
② contralateral ratio（CR）（PAC/C の低値側副腎静脈/下大静脈比）	< 1
③ 副腎静脈PAC	≧ 14,000 pg/mL
④ 副腎静脈 PAC 左右比	> 4

解説

❶ カテーテル挿入の成否はコルチゾール（C）で判断します．①副腎静脈血中 C の絶対値，あるいは②下大静脈 C との比，を用います．後者は施設により判定基準が異なり，高いほど特異性が高くなります．

❷ アルドステロン過剰分泌の病変側の判定には上表（アルドステロンの過剰分泌側の判定基準）①〜④の基準が用いられており，判定基準も施設ごとで異なります．

❸ LR は検査中のストレスによる変動をコルチゾールで補正することが目的です．

❹ CR は健常側副腎におけるアルドステロン分泌抑制の評価が目的です．

❺ おもに LR と CR の判定結果を組み合わせ，PAC 絶対値，さらに PAC 左右比なども参考にします．

第3章 原発性アルドステロン症の治療

1 治療の概要

> **key point** 4つの病態の治療が必要

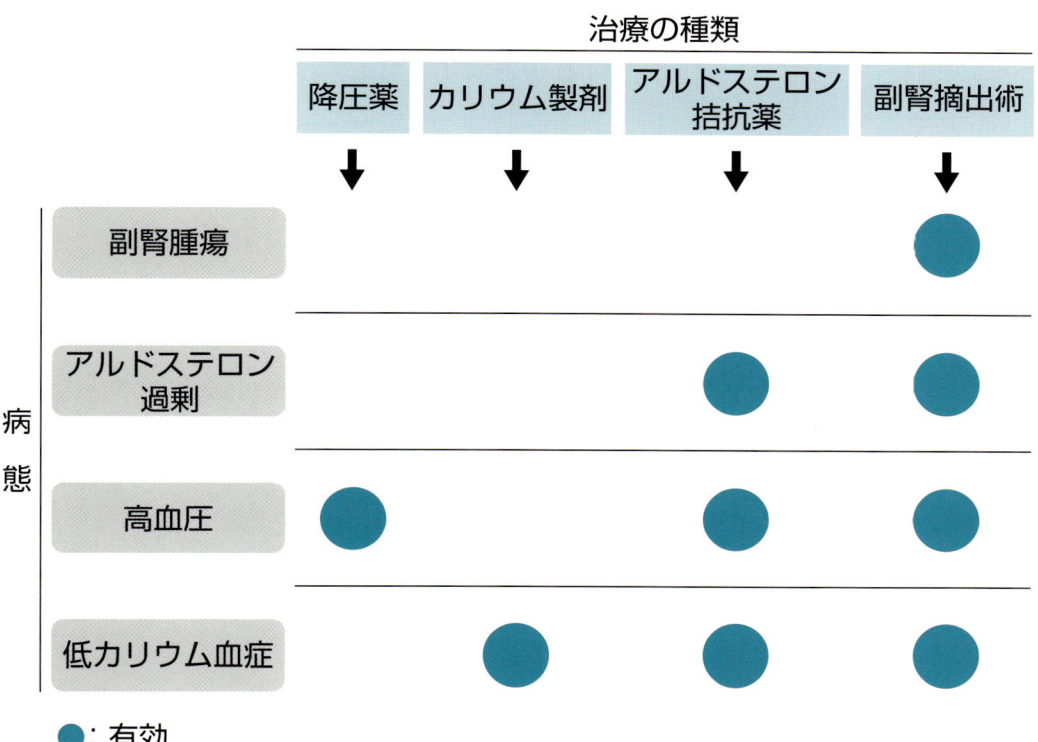

解 説

❶ PAの治療の対象は①副腎腫瘍，②アルドステロン過剰，③高血圧，④低カリウム血症，の4つです．

❷ カリウム製剤，通常の降圧薬では，各々，低カリウム血症，高血圧のみを改善します．

❸ アルドステロン拮抗薬はアルドステロン過剰による作用，高血圧，低カリウム血症を改善します．

❹ 副腎摘出により原則として上記4つすべての改善が期待できます．

第3章 原発性アルドステロン症の治療

2 外科的治療

> **key point** PAの手術は腹腔鏡手術が一般的

●腹腔鏡手術と開腹手術の比較

	腹腔鏡手術	開腹手術
手術時間（分）	184	162
出血量（mL）	154	309
合併症（％）	10.9	35.8
周術期死亡（％）	0	0
在院日数（日）	2.9*	7.2

＊在院日数は病院ごとで異なる可能性があり、わが国ではおおむね1週間程度

〔Assalia A, et al.：Laparoscopic adrenalectomy. Br J Surg 2004；**91**：1259-1274 より引用〕

●術後の経過

①高血圧は、早い場合は翌日、遅い場合は数年で改善
②低カリウム血症は1週間以内に正常化
③術後の腎機能悪化（CKDの顕在化）に注意

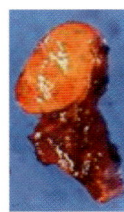

典型的な副腎腫瘍

解 説

❶ 腹腔鏡下副腎摘除術が標準的です。手術時間，出血量，合併症，周術期死亡，平均在院日数は，これまでの開腹手術と差がありませんが，術後の回復が早いのが特徴です。

❷ 低カリウム血症は術後約1週間で正常化します。血圧は翌日に下がる場合から，数年かけて徐々に下がる場合があります。高血圧の罹病期間や年齢が影響することから，早期発見が重要です。

❸ 術後に腎機能低下が顕在化する例があります。アルドステロンによる循環血漿量の増加により隠れていた既存の慢性腎臓病（CKD）が，術後のアルドステロン低下に伴い顕在化するものです。高齢者，高血圧の罹病期間が長い場合，すでにクレアチニンが上昇している場合などにみられます。術後の過度の減塩と脱水に注意が必要です。一般に腎機能が進行性に増悪することはありません。

3 薬物療法

> **key point** 高血圧，低カリウム，過剰アルドステロン対策が薬物治療の柱

● **薬物治療の三本柱**

　　①高血圧対策　　②低カリウム血症対策　　③過剰アルドステロン対策

● **診断確定前（検査期間中）**

| Ca 拮抗薬
α 遮断薬
（不十分なら ARB 併用）
（カリウム製剤） | **処方例** | アムロジピン（10 mg）　　　　1 錠　分 1 朝
ドキサゾシン（1 mg）　　　　2 錠　分 2 朝夕
塩化カリウム（スローケー®）6 錠　分 3 |

● **診断確定後・術前・非手術例**

| アルドステロン拮抗薬
Ca 拮抗薬
（不十分なら ARB 併用） | **処方例** | スピロノラクトン（25 mg）　1〜3 錠　分 1〜3
or エプレレノン（50 mg）　1〜2 錠　分 1〜2
アムロジピン（10 mg）　　　　1 錠　分 1 朝 |

解説

❶ ①高血圧，②低カリウム血症，③過剰アルドステロンの対策が三本柱です．

❷ 診断確定前は検査への影響を少なくするため，Ca 拮抗薬，α遮断薬などで降圧を行い，低カリウム血症に対してカリウム製剤を併用します．不十分な場合は，適宜 ARB，さらにアルドステロン拮抗薬の併用も考慮します．

❸ 手術の待機期間あるいは手術適応がなく薬物治療を継続する場合，アルドステロン拮抗薬を基本として，Ca 拮抗薬，ARB を併用します．

第3章　原発性アルドステロン症の治療

4 アルドステロン拮抗薬

> **key point**　エプレレノンはミネラルコルチコイド受容体選択性が高い

●スピロノラクトンとエプレレノンの比較

	スピロノラクトン （アルダクトン®A）	エプレレノン （セララ®）
ミネラルコルチコイド受容体への選択性	低	高
女性化乳房の頻度	高	低 （ほとんどない）
降圧作用	1	0.5〜0.75程度
薬価	25 mg錠 23.4円	50 mg錠 89.5円
PAにおける注意点	—	カリウム製剤との併用が不可

●エプレレノンの特徴と注意点
①女性化乳房が極めて少ないため男性で有用
②投与量上限が100 mg/日のためアルドステロンが著しく高い例では不十分
③低カリウム血症の合併例でもカリウム製剤との併用が禁忌

解　説

❶ アルドステロン拮抗薬にはスピロノラクトン（アルダクトン®A）とエプレレノン（セララ®）の2種類があります．

❷ スピロノラクトンは男性において抗アンドロゲン作用，プロゲステロン作用により女性化乳房を呈することが長期投与時の問題点です．エプレレノンはミネラルコルチコイド受容体への選択性を高めた薬剤で，女性化乳房をほとんど認めません．

❸ エプレレノンの降圧作用はスピロノラクトンの約半分で，エプレレノン100 mgがおおむねスピロノラクトン50 mgに相当します．

第4章
患者さんのギモンに答える！
原発性アルドステロン症 Q&A

よくある患者さんの疑問と，それに対する回答例をQ&Aで解説していきます．

Q1
原発性アルドステロン症ってどんな病気ですか？

A 腎臓の上に「副腎」という臓器があり，血圧や代謝を調節するホルモンを作っています．その副腎に腫瘍（おでき）ができて「アルドステロン」とよばれるホルモンが過剰に作られる病気が「原発性アルドステロン症（PA）」です．アルドステロンは腎臓からナトリウムと水を体内に取り込み，カリウムを尿に排泄する作用があり，その結果，高血圧と低カリウム血症をきたします．放置すると高血圧やホルモンの作用で心臓の肥大，脳梗塞，動脈硬化，腎障害などが起こりやすいと報告されています．副腎の腫瘍を取り除けば，高血圧などの異常の完治が期待できるので，きちんと検査を受け，早期に診断，治療することをお勧めします．

Q2
どんなときに原発性アルドステロン症を疑うのですか？

A ①低カリウム血症を伴う場合，②治療前の血圧が160/100 mmHg以上である場合，③降圧薬をいろいろ服用しても血圧が十分に下がらない場合（治療抵抗性），④副腎に腫瘍が見つかった場合，⑤40歳以下なのに脳血管障害などの臓器障害を合併した場合，などではPAを疑って検査する必要があります．低カリウム血症を合併すれば手足のしびれや筋力の低下などの症状が出ます．しかし，低カリウム血症を合併せず，高血圧以外に特徴的な症状がない方もたくさん見つかっていますので，高血圧の患者さんでは一度はこの病気を考える必要があります．

Q3
「原発性アルドステロン症かも」と思ったら誰に相談すべきでしょうか？

A 現在はネットの時代です．インターネットでの情報収集が容易になっており，実際に役に立つことも少なくありません．しかし，一方でそれらの情報の正確性や信頼度の判断が難しいのも事実です．スクリーニングは比較的簡単な血液検査（アルドステロンとレニンの測定）で済みますので，「かかりつけの医師」がおられる場合には，まずはその医師に直接相談されるのが一番と考えられます．ただ，先生方のご専門も様々ですから，必要に応じて適宜，専門医への紹介をお願いすることも必要です．

Q4
検査のために入院が必要でしょうか？

A PAの診断にはいくつかの検査を組み合わせて実施する必要があります．検査のなかには外来診療でできるものと入院が必要なものがあります．特に，アルドステロンの過剰分泌を確認するいくつかの機能検査（薬や注射に対するホルモンの反応を調べる検査）や左右の副腎のどちらが悪いかを調べるカテーテル検査「副腎静脈サンプリング」などは，検査を安全，確実に行うために入院検査が勧められます．もちろん，入院が必要かどうかは施設ごとでも異なりますので，担当医に確認する必要があります．

Q5
副腎の腫瘍は放っておいて大きくならないのでしょうか？

A PAの原因となる腫瘍の大部分は「腺腫」とよばれる良性の腫瘍です．数年経てば多少は大きくなることもありますが，通常，大きさはほとんど変わりません．また腫瘍の大きさもせいぜい3 cm程度までのものが多く，周りの臓器を圧迫して悪影響を及ぼすことはまずありません．副腎癌が原因のことがあり，その場合は比較的短期間で大きくなりますが，極めてまれです．

Q6
薬で治すことはできないでしょうか？

A PAでは，①副腎の腫瘍，②アルドステロン分泌の過剰，③高血圧，④低カリウム血症，の4つがおもな治療の対象です．手術により副腎腫瘍を摘出すると，病気の原因がなくなる結果，②，③，④も治ってしまうことが期待されます．これに対して，薬では副腎腫瘍はなくならず，病気の原因を治すことはできません．もちろん，アルドステロンの作用を阻害するアルドステロン拮抗薬を用いると②，③，④が改善します．通常の降圧薬では③，カリウム製剤では④のみが改善します．

Q7
診断されたら必ず手術が必要でしょうか？

A 副腎に腫瘍が見つかり，それがPAの原因であることが明らかなら，原則として副腎の手術をお勧めします．手術によりアルドステロン分泌の過剰，高血圧，カリウム不足が完全に治癒することが期待されるからです．病気の期間が長い場合には，手術後，高血圧の正常化に長期間を要することもありますが，一般に血圧の薬は少しづつ減り，高血圧も安定してきます．一方，手術ができない場合やどうしても手術を希望されない場合があります．そのような場合でも，アルドステロンの作用を阻害するアルドステロン拮抗薬やその他の降圧薬を併用し，①高血圧，②低カリウム血症，③アルドステロンの過剰，に対する治療を十分に行えば心配ありません．

Q8
手術は急いで実施する必要があるでしょうか？

A 片方の副腎に腺腫が見つかり，高血圧や低カリウムの原因となっていることが明らかな場合は，手術を先延ばしにするメリットがあるとはいえません．あまり時間をおかず速やかに手術することをお勧めします．腹腔鏡下手術の普及により入院期間も短縮されています．しかし，一方で，①アルドステロン過剰，②高血圧，③低カリウム，の3つに対する十分な治療を行っていれば，急いで手術をしなくても特別な不利益が生じるとはいえません．仕事や家庭の環境が安定した状態で落ち着いて手術を受けるのがよいと考えます．

Q9
副腎を1つ取っても身体に悪影響はないのでしょうか？

A 副腎からは血圧や糖・脂肪の代謝など，生命維持に必須のホルモンが分泌されています．このため，副腎のホルモンがまったくなくなると生命の維持が難しくなります．しかし，ヒトには左右の腎臓の上に各々1つ，合計2つの副腎があり，1つがなくなっても残りの副腎で十分に働きを代償できます．PAで片方の副腎がなくなっても，副腎ホルモンの不足で体調が悪くなることはありません．もちろん，アルドステロン以外のホルモン（コルチゾール）も一緒に作っている場合（Cushing症候群の合併とよびます）は術後の治療に注意が必要です．また，万が一，残りの副腎の働きが低下した場合でも，副腎ホルモンを毎日服用すれば日常生活には支障は起こりません．

Q10
副腎の手術はどれくらい大変でしょうか？

A 現在一般的となっている腹腔鏡下の手術は，従来の開腹手術と比較して身体への負担が軽く，出血量，手術の合併症などははるかに少ないと報告されています．通常，手術時間は2～3時間です．腹腔鏡下副腎摘除術は認定医により施行される時代になっています．詳細は担当医に相談するか，あるいは学会（日本泌尿器科学会，日本泌尿器内視鏡学会の泌尿器腹腔鏡技術認定医）のホームページなどで確認できます．

Q11
副腎の手術後，どれくらいで退院できますか？

A 最近の副腎手術の多くは腹腔鏡下で行われ翌日には歩行できます．従来の開腹手術よりもはるかに術後の回復が早いのが特徴です．通常，術後5日目くらいに抜糸を行い外科的には退院可能となります．しかし，手術後に血圧やカリウムなどの管理が必要なことがありますので，内科に2～3日転科することもあります．術後約1週間程度で退院と考えてよいといえますが，病院ごとで少しずつ異なりますので受診先でよく相談してください．

Q12 手術すれば薬を服用しなくてもよくなるのでしょうか？

A 手術により副腎の腫瘍を取ってしまうと，アルドステロンの過剰が正常化し，高血圧やカリウム不足は改善します．短期間で血圧が正常化し，これまで服用してきたたくさんの薬から解放されることも少なくありません．回復のスピードや程度は，年齢や高血圧の期間などに影響されると考えられ，若いほど，また高血圧の期間が短い方ほど早く，完全に正常になります．その意味で病気の早期発見と治療が必要といえます．

MEMO

付録

> 患者さんの体験談
> # 原発性アルドステロン症 わたしの場合

❶ その薬，本当に飲み続けないといけないものですか？

46歳男性　会社員

- ●発症・診断時期：42歳時
- ●発見のきっかけ：人間ドック
- ●診断・治療の経過

　いつもの調子で，気軽に受けた人間ドック．血圧が少しずつ上がってきていたので，少し気にはしていましたが，42歳で受けた検査ではわが目を疑いました．上が176，下が112．ありえない数字でした．ドック後しばらく様子をみましたが，血圧は一向に下がる様子がありません．降圧剤を服用する決心をして，診てもらった医院で検査を勧められました．「原発性アルドステロン症」，初めて聞く病名で何のことかわかりませんでしたし，「難病，腫瘍，手術」，これらの言葉が重く心にのしかかってきました．しかしながら，医師から，原因があって起こる高血圧は「治る」と説明され，気持ちを切り替えて，心が楽になりました．

- ●読者の方に伝えたいこと

　一般に高血圧は一生治らないと考えがちですが，高血圧も治ることがあります．今飲んでいるその高血圧の薬，本当に飲み続けなくてはいけないものですか？「原発性アルドステロン症」と診断され，手術を受けた私は，今は薬を一切飲んでいません．高血圧でも一度はその原因を検査してみる必要があると考えます．

❷ うれしい結末 —高血圧の恐怖からの脱出—

64歳男性　大学教官

- ●発症・診断時期：55歳頃に発症し62歳で診断・発見
- ●発見のきっかけ：関節痛・下肢麻痺
- ●診断・治療の経過

　50歳台に入ると毎年の健康診断で高血圧と告げられ，7～8年間病院の循環器科に通院していた．作用機序の異なる降圧薬の処方，投薬の増量がなされたが，血圧は安定して正常値を維持することはなかった．数年して，下肢の関節痛，多飲と夜間頻尿，それに伴う睡眠障害が常態化した．これらの症状は高血圧とは別の原因と考え，あるときは湿布薬の使用や睡眠導入薬の服用，またあるときは泌尿器科の門をたたいた．いずれの症状も，加齢と運動不足，精神的ストレス，食習慣などの不摂生と捉え，生活習慣の改善に取り組んだ．しかし，症状の改善は認められず，これらの苦痛とうまくつき合うことを覚悟しなければならなかった．2年前，長期出張している街で下肢が麻痺し，歩行困難になって救急搬送され，低カリウム血症が発見された．地元に戻ってからインターネットで病院を検索，専門の病院での検査の結果，原発性アルドステロン症

による低カリウム血症と診断され，諸症状の原因であると知らされた．左側副腎を腹腔鏡下手術で摘出したが，後遺症はまったくなく，術後の血圧はほぼ正常に戻り，「手術で治る高血圧」を実感した．

◉**読者の方に伝えたいこと**

　高血圧の患者は勇気をもって担当医にアルドステロンとカリウム濃度の血液検査の実施を希望することを勧めたい．

❸悩み続けた13年間

60歳男性　会社員

◉**発症・診断時期**：1993年10月
◉**発見のきっかけ**：脂肪肝診断のための腹部CT検査
◉**診断・治療の経過**

　35歳くらいから軽度の高血圧症と診断され，今から18年前，42歳のときに脂肪肝のCT検査で偶然，右の副腎が少し大きい，左副腎にも何かがあると指摘されたのが私と原発性アルドステロン症とのかかわりの始まりです．腫瘍は右にあるのか，それとも左か，40日間入院していろいろな検査を受けましたが確定診断に至らず，また，当時はほかの先生に相談しても言われることは千差万別，もともとの怖がりも手伝って手術から逃げて薬による対症治療を受けていました．

　その後，血液中のカリウムの低下で腕が痙攣したり，夜中にトイレに何回も起きて慢性的な寝不足状態となったりし，ついに55歳の年の瀬には薬を飲んでいても血圧が180 mmHgを下回らないようになりました．知人を介して副腎の専門医を紹介され，外来受診後に再度検査入院しました．2つある副腎が1つになる不安，経験したことのない全身麻酔，腹腔鏡下手術の安全性など悩みは尽きませんでしたが，多くの先生方のお世話になり，無事に左副腎摘出術を終了しました．

　高血圧の期間が長かったので現在でも少しの降圧薬を服用していますが，毎日つけている家庭血圧のグラフは年ごとに低くなっています．副腎が1つになって5年が経ちますが，体の不調で仕事を休むようなこともなく，安定した生活を送っています．

◉**読者の方に伝えたいこと**

　私は13年間悩んだぶん，素人ながら少しは病気についての勉強もしました．原発性アルドステロン症がテレビ番組でも紹介されたりする今，先生の言われることが十分に理解できるよう，自分の病気をよく知ることが悩むことのない完治への近道と確信しています．

❹ 診断まで10年

48歳女性　ピアニスト

◎**発症・診断時期**：1999年春・2009年7月
◎**発見のきっかけ**：いくら薬を飲んでも血圧が下がらなくなり検査を勧められたから
◎**診断・治療の経過**

　最初に腹痛があり近くの中核病院を受診し，血圧が非常に高いので治療する必要があると言われました．そこで1,000床以上のベッドをもつ某病院を受診したところ，両親ともに血圧が高いことから「本態性高血圧」ときっぱりと診断されました．3年間その病院を受診していましたが，高血圧だけなので近くの医院に替わるよう指示され，そこで高血圧の治療を受けました．何度も薬が変わり，量も増え，いろいろと考えてくださいましたが血圧は下がりません．やっと「原発性アルドステロン症」ではないかということで，元の病院に戻り，2週間の入院中にたくさんの検査を受けました．その後，この病気の専門医に紹介していただき，追加の検査を行って診断が確定しました．ここまでで10年もの歳月が流れていました．専門医の先生からは，わかりやすく丁寧な説明を受け納得するばかりでした．早く歩くと心臓が苦しくなり，歩く速度が遅くなる，重い物を持つと手や指が動かなくなる，仕事としているピアノの鍵盤をたたく指が動かなくなる，それらの症状がカリウム不足による筋力低下からくるものということもわかりました．診断まで10年もかかり腫瘍も大きくなっていました．手術を受けた後，血圧も低下し，カリウムも正常化してこれまでのいろいろな症状はまったくなくなりました．今では元のように元気に毎日を過ごしています．

◎**読者の方に伝えたいこと**

　30代で高血圧になった場合，高血圧の薬を変えても十分に下がらない場合，手足の指が動かなくなった場合などは，原発性アルドステロン症も疑って，担当の先生にぜひ調べてもらってください．

❺ 薬いらずのありがたさ

48歳女性　主婦

◎**発症・診断時期**：高血圧と認識してから8年後（2008年，45歳時）
◎**発見のきっかけ**：健康診断
◎**診断・治療の経過**

　私の降圧薬服用は38歳の夏，あるきっかけでの血圧測定のとき，「いつからこんなに高いんですか？」という医師の一言から始まりました．私の母も重症の高血圧ということもあり，遺伝の宿命と不本意ながらも納得せざるをえませんでした．朝晩3種類の薬の服用が始まり，その

後8年間，薬で血圧が一時的に下がってもまた上がるため，何度となく薬の変更を繰り返しました．最後に思いきってお医者さんを変えたところ，ちょうど市が実施する健康診断があったので，担当の先生の機転で血液検査の項目を増やしていただきました．その結果，血中のカリウム値が極端に低すぎることから原発性アルドステロン症を指摘され，大きな病院での検査を勧められました．

　地元の病院で検査し，原発性アルドステロン症と確定はしましたが，「左右両方の副腎に腫瘍があるため当院では治療不可」と言われ，インターネットでこの病気の専門医を探して外来を受診，再検査をお願いしました．その結果，腫瘍は左のみとわかり無事に摘出手術を受け，以前は上200 mmHg/下130 mmHgもあった血圧が，手術後には上120 mmHg弱/下80 mmHg弱にまでまったく正常化しました．今では8年間悩まされた頭痛，息切れ，動悸，ふらつき等もなくなり，日々健康的にすごせるようになりました．何よりも，毎日薬を飲まなければいけないというプレッシャーと不安から解放されたことが心からありがたく，大変感謝しています．

● **読者の方に伝えたいこと**

　血圧の薬をいろいろ服用しても正常化しない場合，何か特別な原因がないか，検査を受けることをお勧めします．

説明用パンフレット（医師向け）

医師向け

通称：PA（ピーエー）

原発性アルドステロン症
診療手順

1. 高血圧

特に検査が推奨される患者（下記のいずれか）

- 未治療時の血圧
  （収縮期≧160mmHg
  または拡張期≧100mmHg）
- 治療抵抗性高血圧
  （降圧薬3剤以上が必要）
- 血清カリウム≦3.6mEq/L
- 40歳以下で脳卒中・臓器障害
- 副腎腫瘍がある場合

2. スクリーニング
外来で血液検査

測定に際しての注意

1. 降圧薬
   - 推 奨 薬：Ca拮抗薬、αブロッカー
   - 適宜可能な薬：ARB、ACE阻害薬
   - 避ける薬：利尿薬、アルドステロン拮抗薬
2. 姿 勢　座位10分以上の安静

3. AとRの比率
ARR＞200

（A）血中アルドステロン (pg/ml)
（R）血漿レニン活性 (ng/ml/h)

陽性

4. 専門医へ紹介
内分泌・高血圧
精密検査を推奨
カプトプリル試験・CTスキャンなど

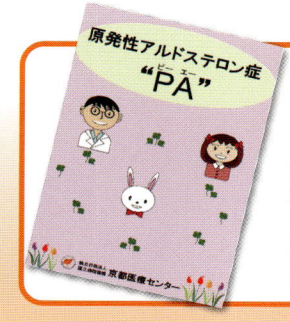

患者様向け冊子を配布しています。

お申し込みは下記までお気軽に
国立病院機構 京都医療センター
　　内分泌代謝高血圧研究部
〒612-8555　京都市伏見区深草向畑町1-1
FAX: 075-645-8409
E-Mail: pa_endo_office@yahoo.co.jp

〔作成　国立病院機構京都医療センター　成瀬光栄〕　無断で複写、複製、利用することは固くお断りします。　Copyright (C) 2011 Mitsuhide Naruse. All rights reserved.

説明用パンフレット（患者向け）

ご存知ですか？
原発性アルドステロン症
通称：PA（ピーエー）

患者様向け

- 副腎に**良性の'おでき'**ができる病気
- 高血圧患者の約**3～10%**
- **ホルモン（アルドステロン）の過剰**が原因
- 早期発見・治療により**治癒可能**
- **血液検査**で'疑い'を判断

副腎

腎臓

腫瘍（良性）が、**ホルモン**を分泌
（アルドステロン）

→ **高血圧に！**

特に、降圧薬を服用しても血圧が下がりにくい場合は…

診断の第一歩
血液検査
（血液アルドステロン、レニン活性測定）

アルドステロンとレニンの比率が
＞200の場合は

→ **専門医**による**精密検査**※をお勧めします。
※ホルモン機能検査、副腎CT、必要ならカテーテル検査

患者様の比率

気になる方はお気軽にご相談ください。

〔作成　国立病院機構京都医療センター　成瀬光栄〕　無断で複写、複製、利用することは固くお断りします。　Copyright (C) 2011 Mitsuhide Naruse. All rights reserved.

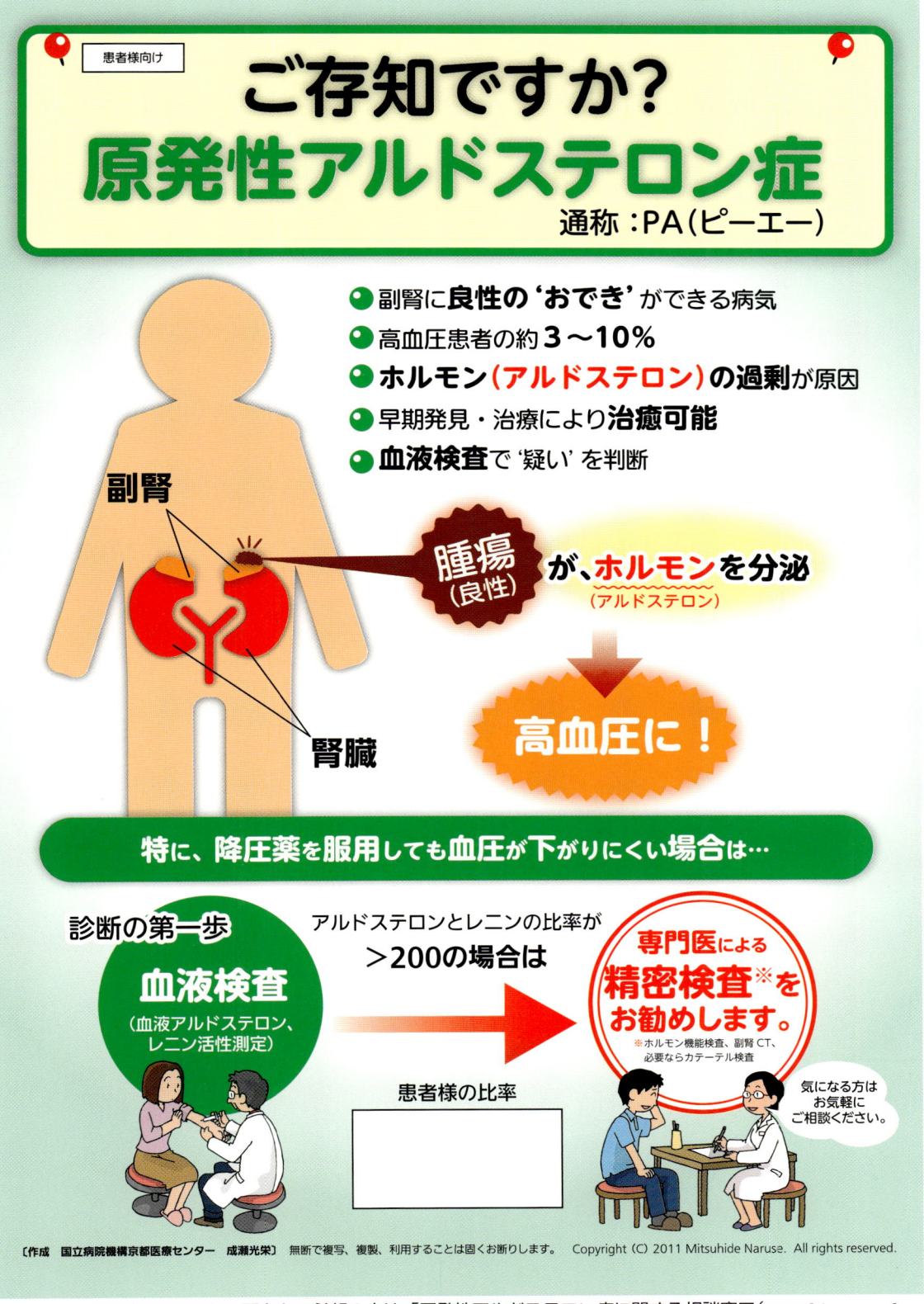

付録

※ p.38～39のパンフレットの配布をご希望の方は「原発性アルドステロン症に関する相談窓口（e-mail：pa.soudan.kyoto@gmail.com）」（国立病院機構京都医療センター内分泌代謝高血圧研究部内）までご連絡ください．

用語解説

❶アルドステロン(PAC)/レニン(PRA)比(ARR)
　PAのスクリーニングの指標．血漿アルドステロン濃度(PAC)と血漿レニン活性(PRA)の比率で，200以上を陽性(PA疑い)とする．aldosterone/renin ratioを略してARRと表現する．

❷アルドステロン拮抗薬
　アルドステロンが受容体に結合することを阻害する薬．古くからあるスピロノラクトンと近年開発されたエプレレノンがある．いずれもアルドステロンの構造に類似している．

❸アンジオテンシノゲン
　レニン・アンジオテンシン系の出発点となる物質で，肝臓で作られる．アンジオテンシノゲンにレニンが作用して分解し，アンジオテンシンIを産生する．

❹アンジオテンシンI
　レニンがアンジオテンシノゲンを分解して産生するペプチド．10個のアミノ酸からなる．生物作用はない．

❺アンジオテンシンII
　アンジオテンシン変換酵素(angiotensin converting enzyme：ACE)がアンジオテンシンIを分解して産生するペプチド．8個のアミノ酸からなる．強力な血管収縮作用と副腎からのアルドステロン分泌作用を有する．

❻一側性
　副腎は左右に1つずつ，計2つある．いずれかのみに病変がある場合を一側性，両方に病変がある場合を両側性とよぶ．

❼エプレレノン
　新しいアルドステロン拮抗薬．アルドステロンの受容体に対する選択性が高いため，スピロノラクトンでみられる女性化乳房が極めて少ない．心筋梗塞後の心不全で有効性が報告されている．

❽過形成
　副腎の元来の形をほぼ保ちながら細胞が増殖する場合を過形成とよび，通常は左右両側性である．一方，細胞が増殖して結節を作る場合は腫瘍とよぶ．

❾カットオフ値
　検査結果が正常か異常かを判定する基準となる数値を指す．

❿カプトプリル(負荷)試験
　PAの機能確認検査の一つ．降圧薬であるカプトプリルを粉末にして服用後，時間を決めて採血，PACとPRAを測定する．

⓫カリウム製剤
PAでは体内のカリウムが不足し，血液中のカリウム濃度が低下する．その治療薬として投与されるのがカリウム製剤である．

⓬機能確認検査
アルドステロンの過剰分泌を確認する検査．わが国ではカプトプリル試験，フロセミド立位試験，生理食塩水負荷試験がある．各々，原理，実施の容易さ，判定基準が異なる．

⓭血管内皮障害
血管内皮は血管壁の一番内側で血液に直接接し，血液と組織間の物質の輸送，血圧調節などにかかわる．その障害は高血圧や動脈硬化と密接に関連する．

⓮抗アンドロゲン作用
アンドロゲンは男性ホルモンである．スピロノラクトン（アルダクトン®A）はアンドロゲンを阻害する作用を有し，女性化乳房の原因となる．

⓯甲状腺ヨードブロック
放射性ヨードを用いる副腎シンチグラフィでは，薬剤が甲状腺に集まることを防ぐため，事前にヨードを服用させる．この処置を甲状腺ヨードブロックとよぶ．

⓰コルチゾール
アルドステロンとともに副腎皮質から作られる代表的なホルモンの一つで，糖，脂肪，電解質などの代謝に重要な役割を担う．

⓱スピロノラクトン
代表的なアルドステロン拮抗薬．利尿作用のある降圧薬として長年使用されてきたが，心不全での心保護効果が報告され注目された．副作用として男性での女性化乳房がある．

⓲生理食塩水負荷試験
PAの機能確認検査の一つで，生理食塩水を点滴し血中アルドステロンが抑制されない場合に陽性と判定する．検査時間が長く入院での実施が必要である．

⓳腺腫
腫瘍には悪性，良性があり，前者を癌，肉腫，後者を腺腫とよぶ．PAの原因の多くは腺腫で，癌による例は極めて少ない．

⓴治療抵抗性高血圧
生活習慣を是正し，利尿薬を含む3種類以上の降圧薬を併用しても降圧目標値に達しない場合を指す．減塩や服薬が不十分な場合は厳密な意味での治療抵抗性とはいわない．

㉑低カリウム血症
血液中のカリウム濃度が低い状態．手足のしびれや筋力の低下を生じ，不整脈をきたすこともある．典型的な PA 例では低カリウム血症を特徴的とする．

㉒デキサメタゾン
合成のグルココルチコイドで，体内にある生理的なコルチゾールの約 40 倍の強さがある．副腎シンチグラフィに際して一定期間服用し，腫瘍以外の正常部分を抑制する目的で使う．

㉓デキサメタゾン抑制副腎シンチグラフィ
デキサメタゾンで前処置して実施する副腎シンチグラフィ．正常副腎ではアイソトープの取り込みが抑制され，PA の腫瘍では取り込みが残るため，病変が左右副腎のどちらにあるかが明確になる．

㉔特発性アルドステロン症
両側の副腎の細胞数が増える（過形成）結果，アルドステロンが過剰に分泌される病態．手術の適応はなく，アルドステロン拮抗薬を服用する．

㉕副腎偶発腫瘍
偶然に発見された副腎腫瘍のこと．胸部や腹部の CT で発見される例が多い．ホルモンを作らない腫瘍（非機能性）が多いが，PA などのホルモン産生腫瘍も紛れているので注意が必要．

㉖副腎静脈サンプリング
PA が左右どちらの副腎に原因があるかを評価する方法で，左右の副腎静脈から選択的に血液を採取し，PAC を測定する．入院での検査が必要である．

㉗フロセミド立位（負荷）試験
PA の機能確認検査の一つ．正常では利尿による循環血漿量減少の結果，血中レニンが増加するが，PA では循環血漿量が増加していることからレニンが増加しないのが特徴．

㉘本態性高血圧
遺伝的体質と生活習慣が関係して起こる高血圧．高血圧患者の約 80% を占めるとされている．PA におけるアルドステロンのような単一の原因は見つかっていない．

㉙ミネラルコルチコイド
電解質，体液量，血圧の調節にかかわるステロイドホルモンでアルドステロンが代表．腎や腸管などの受容体に作用し，ナトリウムを貯留，カリウムを排泄する．

㉚両側性
副腎は左右に 1 つずつ，計 2 つある．両方に病変がある場合を両側性とよぶ．

㉛ ACE 阻害薬
　降圧薬の一種．アンジオテンシン I をアンジオテンシン II に変換するアンジオテンシン変換酵素の作用を阻害し，血圧を下げる．

㉜ ACTH（副腎皮質刺激ホルモン）
　下垂体ホルモンの一種．副腎皮質に作用してコルチゾールやアルドステロンの分泌を促進する．

㉝ ARB（アンジオテンシン II 受容体拮抗薬）
　降圧薬の一種．アンジオテンシン II の受容体に結合してその作用を阻害する．

㉞ Ca 拮抗薬
　降圧薬の一種．血管壁へのカルシウムの流入を阻害する．レニン，アルドステロンへの影響が比較的少ないことから PA の検査期間中に使用される．

㉟ α 遮断薬
　降圧薬の一種．交感神経系の α 受容体に結合し血管収縮を阻害する．レニン，アルドステロンへの影響が比較的少ないことから PA の検査期間中に使用される．

付録

編著者略歴

成瀬　光栄（なるせ　みつひで）
国立病院機構京都医療センター
内分泌代謝臨床研究センター内分泌代謝高血圧研究部　部長

昭和50年	東北大学医学部　卒業
昭和52年	東京女子医科大学第二内科　助手
昭和55年	米国バンダービルト大学医学部生化学（稲上　正教授）Research Associate
昭和62年	東京女子医科大学第二内科　講師
平成7年	東京女子医科大学第二内科　助教授
平成15年	国立京都病院内分泌代謝研究センター　内分泌研究部長
平成16年	国立病院機構EBM推進のための大規模臨床研究　わが国の高血圧症における原発性アルドステロン症の実態調査研究班　研究代表者
平成20年	国立病院機構京都医療センター 内分泌代謝高血圧研究部　部長
平成21年	厚生労働省難治性疾患克服研究事業　褐色細胞腫の実態調査と診療指針の作成研究班　班長

日本内分泌学会理事，日本心血管内分泌代謝学会理事，日本内分泌病理学会理事長

編著書　「診断と治療社　内分泌シリーズ」

田辺　晶代（たなべ　あきよ）
東京女子医科大学第二内科　講師

平成元年	東京女子医科大学医学部　卒業
平成元年	東京女子医科大学第二内科学教室に入局
平成5年	同　助手
平成14年	同　准講師
平成15～17年	同　病棟医長
平成20年～	同　病棟医長
平成21年	同　講師

日本内科学会認定内科医，日本高血圧学会高血圧専門医・指導医
日本内分泌学会内分泌代謝科専門医・指導医
日本内分泌学会評議員，日本高血圧学会評議員
日本心血管内分泌代謝学会評議員，日本内分泌病理学会理事

- 本書の複製権・翻訳権・上映権・譲渡権・公衆送信権（送信可能化権を含む）は株式会社診断と治療社が保有します．
- JCOPY〈(社)出版者著作権管理機構 委託出版物〉
本書の無断複写は著作権法上での例外を除き禁じられています．複写される場合は，そのつど事前に，(社)出版者著作権管理機構（電話 03-3513-6969，FAX03-3513-6979，e-mail：info@jcopy.or.jp）の許諾を得てください．

もっとわかりやすい
原発性アルドステロン症診療マニュアル　　ISBN978-4-7878-1900-0
2011年11月30日　初版第1刷発行

（わかりやすい原発性アルドステロン症診療マニュアル）
2008年12月15日　初版第1刷発行
2010年6月10日　初版第2刷発行

編 著 者	成瀬光栄，田辺晶代
発 行 者	藤実彰一
発 行 所	株式会社　診断と治療社
	〒100-0014　東京都千代田区永田町2-14-2　山王グランドビル4階
	TEL：03-3580-2750（編集）　03-3580-2770（営業）
	FAX：03-3580-2776
	E-mail：hen@shindan.co.jp（編集）
	eigyobu@shindan.co.jp（営業）
	URL：http://www.shindan.co.jp/
	振替：00170-9-30203
表紙デザイン	株式会社 ジェイアイ
本文・表紙イラスト	長谷川真由美
印刷・製本	広研印刷 株式会社

©Mitsuhide NARUSE, Akiyo TANABE, 2011. Printed in Japan.　　［検印省略］
乱丁・落丁の場合はお取り替えいたします．